APPLICATION

DES

DOCTRINES PHYSIOLOGIQUES

AUX

Principaux faits observés pendant l'éthérisme.

RECHERCHE

DES ORIGINES ORGANIQUES DES FONCTIONS.

Remarques principales propres à servir de guide dans l'anésthésiation, pour le diagnostic des périodes de l'éthérisme et pour faire éviter, dans l'emploi de l'éther et du chloroforme, la sidération du système nerveux (1).

PAR M. ED. SIMONIN.

Ainsi que l'a dit Galien « il existe une partie propre à chacune des fonctions de l'animal et qui donne naissance à cette fonction. La fonction doit donc

---

(1) Ce *résumé* fait suite aux mémoires intitulés :

Résumé des faits relatifs à l'action de l'éther et du chloroforme, sur l'intelligence, sur les sens, sur la conscience, sur

être lésée, nécessairement, quand la partie qui l'engendre éprouve quelque affection.

L'affection qu'elle contracte est parfois si opiniâtre, si tenace, qu'elle persiste longtemps, et, par-

---

la volonté et sur la sensibilité générale et locale; *Mémoires de l'Académie de Stanislas*, 1848. — *Résumé* des faits relatifs à l'action de l'éther et du chloroforme sur la circulation, sur la respiration et sur l'appareil musculaire, *mêmes Mémoires*, 1856. — *Résumé* des faits relatifs à l'action de l'éther et du chloroforme sur les fonctions et sur la contractilité de l'utérus; sur l'appareil digestif; sur la sécrétion des larmes, sur celle de la salive, sur la sécrétion bronchique et celle de la muqueuse buccale; sur la sécrétion du lait; sur la sécrétion urinaire; sur l'état de la peau envisagée sous le rapport de sa coloration, de sa chaleur et de ses sécrétions; sur la chaleur générale; sur la voix; sur l'exhalation pulmonaire. — Persistance de l'action des agents anésthésiques; leur influence sur les faits les plus importants de physiologie pathologique; *mêmes Mémoires*, 1864. — *Deux remarques physiologiques* propres à faire éviter dans l'emploi des agents anésthésiques la sidération des fonctions circulatoire et respiratoire; *mêmes Mémoires*, 1864. — *Parallèle* de l'action de l'éther et de l'action du chloroforme, tracé d'après deux cents anésthésiations faites par l'auteur; motifs pour préférer le chloroforme dans la pratique chirurgicale; *mêmes Mémoires*, 1866. — *Examen des théories* relatives à l'action de l'éther et du chloroforme; recherche des causes de mort pendant l'emploi de ces agents; *mêmes mémoires*, 1866. — *Résumé* des faits relatifs à l'action d'agents autres que l'éther et le chloroforme employés comme anésthésiques généraux ou locaux; *mêmes Mémoires*, 1867.

fois, si facile à dissiper qu'elle disparaît à l'instant, avec la cause qui l'a occasionnée. Il arrive même, parfois, que la cause occasionnelle, en passant, produit dans la partie une affection sans fixité et comparable à une ombre d'affection. »

Dans un très-grand nombre de cas, pendant l'anésthésiation, ainsi que l'a dit, à son tour, M. Flourens, à l'occasion des vivisections et en parlant du rapport existant entre l'altération d'une fonction et la partie nerveuse qui y préside « qui voit l'une voit l'autre. »

C'est la science de ces rapports de mieux en mieux définis qui doit servir de guide dans l'anésthésiation pour déterminer la vraie période de l'éthérisme propre aux opérations, et pour éviter la sidération de la vie organique.

I.

Modifications fonctionnelles apparues distinctes les unes des autres pendant l'éthérisme.

Les fonctions principales de l'économie présentent, durant l'éthérisme, des modifications distinctes les unes des autres. C'est surtout au début de l'éthérisme de chaque fonction qu'apparaît, le plus visiblement, la séparation qui existe dans les diverses manifestations.

Toutefois plusieurs modifications fonctionnelles

bien que nées d'altérations organiques diverses peuvent apparaître, simultanément, comme si la diversité d'origine n'existait pas ; de plus, l'union des fonctions et leur influence réciproque est extrême, et l'analyse par les recherches relatives aux agents anésthésiques doit s'arrêter à un moment déterminé, pour ne pas s'exposer à des conclusions erronées.

Bien que, au point de vue théorique, les incertitudes ne soient pas toutes levées, les explications physiologiques sont suffisantes, aujourd'hui, pour constituer la science de l'anésthésiation, au point de vue d'une saine pratique et permettre d'en formuler les lois principales.

Les modifications si diverses de l'intelligence, la suspension de l'intelligence, celle des perceptions et par conséquent les modifications et la perte de la conscience et de la volonté ont été constatées distinctes des modifications de la sensibilité, du mouvement, de la circulation et de la respiration.

Les sens de l'ouïe et de la vue résistent plus longtemps que l'intelligence à l'action des agents anésthésiques et leur excitabilité mise en jeu peut réveiller, en partie, les fonctions intellectuelles. La volonté d'analyse des perceptions maintient, parfois, en éveil, chez un sujet anésthésié, le sens de l'ouïe et la conservation de la conscience, bien que le sommeil anésthésique paraisse complet. La vision devient confuse dès que l'intelligence diminue, mais l'excitabilité des organes visuels mise en jeu, au moyen de la lumière, réveille, parfois, les perceptions visuelles déjà affaiblies ou éteintes avec la diminution de l'intelligence et, comme conséquence, l'individu endormi peut être ramené à l'état intellectuel normal.

C'est dans l'appareil visuel qu'on peut constater très-fréquemment l'abolition de la perception, bien que l'appareil soit resté à l'état d'intégrité apparente. En effet, dans l'immense majorité des cas, pendant la vraie période chirurgicale, l'iris est encore contractile bien qu'aucune perception visuelle n'existe plus et que cette perception comme celle de l'ouïe ne doive reparaître qu'après un temps parfois très-long.

Les perceptions de l'ouïe et celles de la vue peuvent se conserver ou reparaître isolément. Les perceptions visuelles paraissent moins faciles à réveiller que celles de l'ouïe, et pour les premières il semble qu'il soit nécessaire d'une coordination plus comcomplète des idées.

Les modifications du mouvement locomoteur paraissent d'abord suivre l'état intellectuel, dans ses défaillances, comme dans ses plus violentes excitations.

Mais la tonicité ou, pour parler plus exactement, la rétractilité musculaire subit dans les muscles de la vie animale des modifications distinctes de celles de l'intelligence. Souvent en effet, longtemps après l'excitation de cette dernière fonction, au moment ou sa suspension paraît exister, survient, seulement, l'excitation musculaire révélée par des contractures, l'opisthotonos, etc., et, beaucoup plus tard, encore, apparaît la résolution musculaire dont la fin est marquée de la manière la plus visible, après les amputations, par la réapparition de mouvements vermiculaires présentés par les fibres musculaires qui ont été tranchées par les instruments.

La diminution et la supension de la sensibilité périphérique et de la sensibilité dans les parties profondes du corps sont complétement distinctes des modifications de l'intelligence et en partie de celles du mouvement.

Parfois l'excitabilité périphérique ou l'excitabilité profonde mises en jeu réveillent l'intelligence, soit partiellement, soit de la manière la plus complète, mais, dans d'autres circonstances, les réactions musculaires provoquées ont lieu sans perception réelle de la part du sujet anésthésié.

L'abolition de la sensibilité tactile ne précède jamais celle de l'intelligence, mais des douleurs physiologiques, celles de l'accouchement, par exemple, peuvent être très-amoindries, bien que l'intelligence veille, encore, avec un affaiblissement toutefois.

Les modifications de la sensibilité périphérique sont totalement distinctes du mouvement au début de l'éthérisme de la sensibilité ; les membres insensibles aux piqûres, peuvent se mouvoir et le mouvement locomoteur de la presque totalité du corps peut, encore, avoir lieu bien qu'une grande partie de sa périphérie soit devenue insensible.

Mais quand la sensibilité périphérique est complète, depuis quelque temps, on constate, pendant les amputations, par exemple, que la tonicité musculaire disparaît en même temps que la sensibilité profonde et qu'elle reparaît avec elle.

Les muscles des diverses régions n'éprouvent pas, en même temps, la même période d'éthérisme ; le trismus subsiste pendant que le reste du système musculaire est dans la résolution la plus complète.

La circulation et la respiration sont, très-souvent, influencées par l'état de l'intelligence, mais si celle-ci, dès le début de l'éthérisme, s'engourdit et si la conscience disparaît rapidement, les fonctions de la circulation et de la respiration peuvent ne présenter de modifications qu'aux limites extrêmes de l'éthérisme général, et la période chirurgicale peut être obtenue, très-souvent, sans que les importantes fonctions de la respiration et de la circulation présentent de modifications très-appréciables.

L'éthérisme de la circulation et de la respiration est distinct de celui de la sensibilité et de l'appareil musculaire.

Une modification déterminée de la circulation n'est point nécessairement associée à une modification déterminée de la respiration. Tantôt la circulation offre la période d'excitation, lorsque la respiration présente la période qui a été appelée par moi période de transition; tantôt, dans des cas très-rares il est vrai, la circulation montre encore la période d'excitation, tandis que la respiration offre la période de collapsus.

La contractilité de l'utérus est conservée complète bien qu'un éthérisme profond soit manifeste pour l'intelligence, la sensibilité, l'appareil musculaire général, la circulation et la respiration.

II.

Recherche des origines organiques des fonctions et remarques principales propres à servir de guide dans l'anésthésiation, pour le diagnostic de l'éthérisme, et faire éviter dans l'emploi de l'éther et du chloroforme la sidération du système nerveux.

§ 1.

Intelligence, sens, perceptions, conscience, volonté. Traduction des faits relatifs à la contraction et à la dilatation de la pupille.

Suivant M. Flourens les lobes cérébraux sont l'organe unique des perceptions, et leur ablation motive la disparition de la vision, de l'audition, de la volition; en un mot de toutes les perceptions.

Mais les travaux de Lorry, Magendie, Bouillaud, Gerdy, Serres, Dumoulin, Muller et Longet tendent à ne pas restreindre au cerveau seul la faculté de percevoir les impressions. M. Longet, en particulier, énonce que la protubérance annulaire est le centre perceptif des impressions tactiles. Il est possible, dit-il, d'isoler, par voie expérimentale le centre perceptif des impressions tactiles (protubérance), du centre de l'intelligence et de la volonté (lobes cérébraux), mais, en admettant que la protubérance puisse fonctionner isolément comme *centre de perceptivité,* je n'en considère pas moins, dit-il, le cerveau proprement dit, comme l'organe d'élaboration essentielle où les sensations tactiles, en particulier, sont, pour ainsi dire, appréciées à leur juste valeur, où elles prennent une forme distincte, en y laissant des traces et des souvenirs durables; comme l'organe qui est, par conséquent, le siége de la mémoire, faculté au moyen de laquelle il fournit à l'animal les matériaux de ses jugements et de ses déterminations.

En ce qui concerne la fonction de l'iris, M. Flourens avait déjà admis que la vision est tout entière dans la perception des sensations de la rétine et du nerf optique, ou plutôt elle n'est que cette perception même ; que le principe de cette perception réside bien dans les lobes cérébraux, mais que le principe de la contractilité de l'iris pas plus que celui de la sensibilité du nerf optique et de la rétine n'y réside pas ; que le retranchement des lobes cérébraux abolit la vision sans atteindre la sensibilité de la rétine, ni l'excitabilité du nerf optique, ni, conséquemment, la contractilité de l'iris.

La sensation, dit M. Flourens, est distincte de la perception ; les perceptions ne sont pas dans les organes de la vue, de l'ouïe, du goût, du toucher et, avec la perte des lobes cérébraux, la vue, l'ouïe, l'odorat, le goût, le tact sont perdus.

M. Flourens a refusé aux corps striés et aux couches optiques la propriété de présider à la contraction de l'iris.

M. Longet considère les tubercules quadrijumeaux comme des foyers de perception incomplète pour la sensation de la vue.

Une conclusion pratique résulte de la connaissance des faits anatomiques qui tiennent sous leur dépendance les contractions de l'iris. L'iris est constitué par des fibres musculaires lisses dirigées en deux sens différents. Les unes groupées au centre, sous forme de sphincter, ont pour effet de resserrer l'ouverture pupillaire et ont pour nerf moteur le nerf moteur oculaire commun. Les autres fibres contractiles de l'iris sont disposées vers sa grande circonférence, affectent la forme rayonnée et sont antagonistes de l'action du sphincter. Ces dernières fibres sont sous la dépendance du grand sympathique. Son ganglion cervical supérieur envoie, en effet, des filets aux ganglions céphaliques et le filet qui va se porter au glanglion ophthalmique agit sur la pupille, par l'intermédiaire des nerfs ciliaires. Lorsque le ganglion cervical supérieur est coupé, la pupille se contracte, la tonicité des sphincters subsistant seule ; quand, au contraire, on irrite le ganglion cervical supérieur ou son filet supérieur, on détermine l'agrandissement de l'ouverture pupillaire par la contraction des fibres rayonnées.

Plusieurs conclusions pratiques doivent être tirées des faits anatomiques. L'intelligence, l'équilibration du mouvement, le mouvement lui-même et la sensibilité disparaissent dans l'éthérisme bien longtemps avant la cessation de la contractilité et du resserrement de l'iris. Par conséquent, il faut conclure que les tubercules quadrijumeaux qui, avec les couches optiques, donnent naissance au nerf optique et qui sont le siége primordial de l'action de la rétine, de l'iris et du nerf optique, et que les pédoncules cérébraux qui donnent naissance aux nerfs moteurs oculaires communs jouissent d'une résistance à l'action toxique de l'éther et du chloroforme beaucoup plus grande que celle des lobes cérébraux, du cervelet et de la moelle épinière, et que ces parties se rapprochent sous ce rapport de la résistance de la moelle allongée.

Une autre conclusion, c'est que le grand sympathique résiste lui-même bien plus que les tubercules quadrijumeaux et que les pédoncules cérébraux à l'action des anésthésiques.

L'état de la pupille concourt, puissamment, à permettre d'établir le diagnostic de la période de l'éthérisme. La dilatation de l'iris montre que l'intoxication a franchi les limites de la vie animale et que la vie dite organique résiste seule. Les remarques à faire sur l'iris concourent donc, avec les faits relatifs à l'insensibilité périphérique et à la contraction des masseters, à démontrer d'une manière évidente le degré d'intoxication.

Ces réflexions sont, également, d'une haute importance en vue des opérations de la chirurgie oculaire.

§ 2.

Sensibilité, mouvements. Traduction des apparences relatives à la progression de l'insensibilité périphérique, notamment à celle des tempes, au trismus. Position de la langue considérée comme cause d'asphyxie.

Suivant M. Flourens, dans le cervelet réside la propriété de coordonner les mouvements voulus par certaines parties du système nerveux et excités par d'autres.

Suivant M. Longet il existe un siége distinct pour la sensibilité et la motricité dans la moelle épinière et les racines spinales.

La protubérance annulaire est le foyer primordial du principe des mouvements de locomotion.

La faculté d'exciter des contractions musculaires

comme la faculté de lier ces contractions en mouvements d'ensemble réside dans la moelle épinière. Le cervelet, toutefois, influence d'une manière spéciale la coordination des mouvements.

L'appareil nerveux moteur se compose des cordons latéro-antérieurs de la moelle prolongés dans le bulbe, la protubérance, les tubercules quadrijumeaux, c'est-à-dire dans les foyers centraux de l'innervation, des trente et une racines spinales antérieures et des sept nerfs moteurs craniens.

Les impressions des membres et du tronc qui doivent parvenir à la conscience se propagent exclusivement par les cordons postérieurs de la moelle jusqu'à l'encéphale.

Des douze nerfs craniens, ceux qui sont affectés à la sensibilité générale et spéciale naissent ou de l'encéphale (olfactif et optique) ou du cordon postérieur de la moelle prolongée dans l'encéphale (trijumeau, auditif, glosso-pharyngien, pneumo-gastrique).

Les six autres qui président au mouvement émanent du cordon antéro-latéral de la moelle (moteur oculaire commun, moteur oculaire externe, facial, spinal, grand hypoglosse, pathétique).

La cinquième paire participe, à la fois, des facultés sensitives et motrices. Le trijumeau doit, désormais, être considéré comme formé de deux paires dont l'une est la racine sensitive et l'autre, racine motrice, est le nerf masticateur. Cette distinction a, dans la science de l'anésthésiation, une grande importance pratique.

Les nerfs rachidiens sont des nerfs mixtes contenant à la fois des filets sensitifs et des filets moteurs. Tandis que les branches postérieures se portent dans les muscles postérieurs du tronc et, sous certaines influences, déterminent l'opisthotonos, les branches antérieures vont former les plexus cervicaux, brachiaux, lombaires et sacrés qui alimentent les muscles et la peau du cou, des membres supérieurs, des membres inférieurs et de la partie postérieure de la tête.

De même que l'inspection de l'état de l'iris, pendant l'anésthésiation, permet de reconnaître s'il y a ou non éthérisme des tubercules quadrijumeaux antagonistes du grand sympathique, de même les manifestations de l'insensibilité périphérique, et les manifestations de l'éthérisme des muscles masseters démontrent l'intoxication des divers plexus nés de la moelle épinière, celle de la moelle épinière elle-même et enfin et *surtout* celle de la cinquième paire, le trijumeau.

Les manifestations de l'insensibilité périphérique et les manifestations propres aux muscles masseters ont été définies par moi ainsi qu'il suit :

« Les divers points de la périphérie du corps ne deviennent point insensibles au même moment. — La peau du front et des régions temporales ne devient insensible, le plus généralement, que plusieurs secondes et parfois plusieurs minutes après que l'anésthésie a été constatée à la peau des mains et à celle des pieds. — Le temps qui s'écoule entre le moment où les extrémités des membres sont anésthésiées et celui où la peau des régions frontales et temporales cesse de réagir est un peu plus long lorsque, au lieu des vapeurs du chloroforme, les malades inspirent celle de l'éther.

» Pour reconnaître à temps l'anésthésie des diverses parties de la périphérie du corps, il faut, d'une part, ralentir l'action des agents anésthésiques et opérer des piqûres sur les diverses parties ci-dessus signalées, environ chaque dix secondes au début des recherches, et plus fréquemment vers la fin de l'anésthésiation.

» La disparition de ces phénomènés a lieu dans un ordre inverse à celui de leur apparition.

» La contraction des muscles masseters apparaît en dernier lieu dans la période d'excitation du système musculaire, lorsque souvent tout le reste de ce système a franchi la période d'excitation et présente déjà, plus ou moins, les symptômes de la période de collapsus. Cette rigidité locale est l'indice d'un collapsus très-prochain dans tous les appareils, surtout dans ceux de la circulation et de la respiration. »

Pour la pratique ordinaire de l'anésthésiation il suffit de savoir qu'en reconnaissant, à l'aide de piqûres d'épingle, l'anésthésie de la peau de la cuisse, de la jambe et du pied, on reconnaît par cela même l'intoxication des branches terminales du plexus lombaire et du plexus sacré, qui précède en général l'intoxication du plexus brachial révélée par l'anésthésie des nerfs du bras, de l'avant-bras et de la main.

Quelques branches postérieures des nerfs rachidiens et quelques branches afférentes du plexus cervical décèlent leur intoxication par l'anésthésie. L'insensibilité au sommet de la tête prouve l'intoxication de la branche postérieure du deuxième nerf cervical (grand nerf occipital d'Arnold). L'insensibilité de la partie médiane des téguments de la tête montre les progrès de l'éthérisme sur la branche postérieure du troisième nerf cervical qui s'unit au grand nerf d'Arnold.

L'anésthésie de quelques parties plus circonscrites révèle l'intoxication de certaines branches nerveuses superficielles ou profondes efférentes des plexus cervicaux. L'insensibilité de l'oreille et celle du muscle occipital démontrent l'intoxication de la partie externe et de la partie interne de la branche auriculaire. L'anésthésie des téguments de la région mastoïdienne et de la partie postérieure de la tempe révèle l'action de l'agent anésthésique sur la branche mastoïdienne.

Ici une remarque doit être faite. La sensibilité de ces branches si voisines de celles du trijumeau résiste moins longtemps que la sensibilité du trijumeau lui-même.

En ce qui concerne l'anésthésie des régions temporales qui se manifeste comme *l'ultimum moriens* au point de vue de la sensibilité périphérique et qui, à son début, est accompagnée du resserrement des mâchoires, ce sont les connaissances anatomiques relatives à la cinquième paire (nerf trijumeau ou trifacial) qui permettent d'expliquer ces faits simultanés, si différents à la fois et dont l'importance est si grande à connaître dans la science de l'anésthésiation.

Le trijumeau naît par deux racines, dont l'origine apparente, unique, est située sur les côtés de la protubérance annulaire (partie supérieure et externe), là où les fibres transversales de la protubérance prennent le nom de pédoncules cérébelleux moyens. Les racines du trijumeau n'ont pas le même volume; la plus grosse de ces racines peut être suivie à travers la protubérance et le bulbe rachidien jusqu'à la partie moyenne du corps olivaire. D'après M. Longet, cette racine, ganglionnaire, se continue avec le cordon postérieur ou sensitif de la moelle et la petite racine non ganglionnaire avec le cordon antéro-latéral ou moteur. La première branche indiquée est donc un nerf de sentiment et la seconde branche est un nerf moteur.

L'éthérisme de ces deux branches, ou pour mieux dire de ces deux nerfs, confirme pleinement la justesse des énonciations qui précèdent et apportent des preuves nouvelles à l'appui de l'opinion relative à la nécessité de faire du trifacial deux paires spéciales de nerfs.

La branche ophthalmique et la branche maxillaire supérieure sont exclusivement formées par la racine sensitive, et ses divisions sont des nerfs sensitifs, tandis que la branche maxillaire inférieure est un nerf mixte.

L'anésthésie de la conjonctive, celle de la muqueuse nasale, de la peau du front jusqu'à la partie supérieure de la tête, de la paupière supérieure, de la partie supérieure du nez, révèle l'intoxication de la branche ophthalmique.

L'anésthésie de la muqueuse nasale de la trompe d'Eustache, de la partie supérieure du larynx, du voile du palais, de la voûte palatine, des gencives et des dents, peut révéler l'action de l'agent anésthésique sur la branche moyenne (maxillaire supérieur). Cette anésthésie n'est pas recherchée, en général, comme diagnostic de la période de l'éthérisme, mais l'intoxication de la branche moyenne se révèle facilement par l'anésthésie de la paupière inférieure, et de la partie inférieure du nez, par celle de la joue et de la lèvre supérieure. Enfin l'insensibilité de la peau des tempes, de l'oreille, de la lèvre inférieure, de la partie inférieure du visage révèle l'intoxication de la branche inférieure (nerf maxillaire inférieur) que peut, aussi, indiquer l'anésthésie du plancher inférieur de la bouche, et celle des deux tiers inférieurs de la langue.

Par ses filets moteurs le trijumeau donne le mouvement aux muscles temporaux, masseters, ptérygoïdiens internes et externes, au ventre antérieur du digastrique, aux mylo hyoïdiens, aux tenseurs du palais, (péristaphylins externes), au lingual supérieur.

La contraction ou le relâchement de ces muscles annonce donc le début et l'apogée de l'intoxication de la petite racine du nerf trijumeau.

Il est facile de comprendre l'utilité de la recherche de la période de l'éthérisme en ce qui concerne la cinquième paire en général et celle du nerf maxillaire (nerf mixte) en particulier.

Le nerf maxillaire inférieur émerge de la partie latérale et supérieure de la moelle allongée, et dès que les parties auxquelles il se distribue, soit comme organe de sentiment, soit comme organe de mouvement, offrent le commencement de l'éthérisme, celui de la respiration et de la circulation n'est pas loin de se manifester, car le nœud vital est près d'être influencé à son tour.

Il est, toutefois, une remarque importante à faire ici, c'est que l'action sensitive des filets nerveux qui se rendent à la peau s'éteint bien avant l'action motrice, Il résulte de cette absence normale de synchronisme qu'il n'y a pas lieu de s'inquiéter, encore, lors de la disparition de la sensibilité aux tempes; fait bien important, puisqu'il résulte de mes recherches que l'anésthésie sous-cutanée n'existe nulle part tant que la sensibilité n'est pas éteinte à la tempe, au moins depuis quelques secondes. Je n'ai vu à cette loi que deux exceptions en vingt années. Sans doute, dans bien des circonstances, on observe le collapsus des muscles masseters sans que la vie soit compromise, mais pour le praticien l'inquiétude doit commencer avec cette dernière période de l'éthérisme musculaire. La permanence de la rigidité musculaire qui amène le resserrement des mâchoires est donc une limite qu'il faut chercher à ne point dépasser chaque fois que l'ouverture de la bouche n'est pas une des conditions mêmes de l'opération à exécuter. Le trismus m'a toujours rassuré lorsque plusieurs autres symptômes d'intoxication profonde m'ont alarmé pendant les anésthésies régulières.

D'après ce qui vient d'être dit, l'on comprend combien il importe de constater la disparition de la sensibilité aux régions temporales et sus-orbitaires, et de s'assurer de l'état des muscles élévateurs de la mâchoire inférieure, puisque l'observateur a, ainsi, sous les yeux, avec la plus grande facilité, la traduction des progrès de l'intoxication de la moelle allongée et que, dans la presque généralité des faits, en cessant l'emploi de l'agent toxique, il a le pouvoir d'empêcher les phases ultimes et redoutables de l'anésthésiation, c'est-à-dire la sidération de la circulation et de la respiration, en un mot, la mort.

L'obturation de la glotte par la situation anormale de la langue est une cause d'asphyxie et constitue dès lors un fait d'une haute importance pendant l'anésthésiation.

Deux hypothèses se trouvent en présence pour l'explication de cette occlusion. Dans l'une les muscles agissent activement, dans l'autre les muscles sont à l'état de collapsus.

Dans la première hypothèse l'obturation de la glotte est la reproduction anormale du fait physiologique qui a lieu lors de la déglutition pendant laquelle un mouvement ascensionnel du larynx a lieu, la base de la langue s'appliquant sur l'orifice laryngé supérieur, en même temps qu'il existe un arrêt de la respiration.

Les muscles qui produisent dans l'état normal l'obturation momentanée de la glotte, sont à la fois, peut-être, les fibres inférieures du génio-glosse, et certainement le stylo-glosse, le lingual inférieur, les cérato-glosse, le basio-glosse. Un rôle accessoire doit être, aussi, attribué au constricteur supérieur et au constricteur moyen du pharynx. Il faut donc rapporter l'obturation de l'ouverture supérieure du larynx et le renversement de l'épiglotte aux branches terminales du nerf grand hypoglosse et aux branches du glosso-pharyngien. Les branches du grand hypoglosse animent les muscles et les fibres musculaires extrinsèques et intrinsèques de la langue, les génio-glosse, les hyo-glosse, le stylo-glosse, auquel arrive aussi le facial (rameau lingual), et les branches du glosso-pharyngien déterminent les contractions des muscles constricteurs du pharynx.

Dans l'hypothèse d'un mouvement spasmodique, l'obturation de la glotte doit se produire quand l'éthérisme général est déjà assez avancé, puisque le glosso-pharyngien naît des parties latérales du bulbe rachidien, des pédoncules cérébelleux inférieurs, en arrière du corps olivaire, et le grand hypoglosse de la face antérieure du bulbe rachidien, du sillon qui sépare l'olive de la pyramide antérieure et qu'il a été démontré que le bulbe résistait plus longtemps à l'action des agents anésthésiques que la moelle épinière proprement dite.

Dans la seconde hypothèse, c'est dans une période plus avancée, encore, de l'éthérisme que doit se produire le fait d'obturation de la glotte, en le rapportant, uniquement, à l'état de collapsus des muscles.

Lorsque les mâchoires peuvent être séparées il n'y a pas lieu de se préoccuper de la question théorique, puisqu'il suffit avec le doigt indicateur porté sur la base de la langue de la retirer en avant et que l'inspiration reparaît à l'instant d'une manière bruyante. Mais il n'en est pas de même si les mâchoires sont serrées.

En effet, si l'on croit à un spasme musculaire, on devra obtenir rapidement une période plus avancée de l'éthérisme qui amène le collapsus musculaire et, récemment, j'ai agi de la sorte dans un cas peu grave à la vérité. Si, au contraire, on croit au simple tassement de la langue sur l'épiglotte il faut placer le malade sur l'abdomen et en inclinant la tête vers le parquet, contrebalancer l'action de la pesanteur de la langue par une situation inverse à celle qui motive l'accident.

Comme on le voit, la question est très-sérieuse et les faits qui pourront se produire, encore, devront être examinés avec soin, notamment la résistance plus ou moins grande présentée par la base de la langue lors de son refoulement en avant, à l'aide du doigt indicateur.

§ 3.

Mouvements reflexes.

Au point de vue pratique la question des mouvements reflexes a une très-grande importance.

Selon Prochaska les mouvements reflexes consistent en ce que des sensations prolongées tout le long des nerfs au cerveau sont réfléchies par l'encéphale et par la moelle épinière sur certains nerfs moteurs correspondants.

En d'autres termes, dit M. Longet, une impression faite à nos organes peut, en parcourant des voies différentes dans la masse cérébro-spinale, donner lieu à des mouvements de nature différente.

Dans l'état physiologique les actions reflexes ont lieu sans cesse. Resserrement de l'iris, clignotement des paupières sous l'influence de la lumière; resserrement de l'iris sous l'influence de l'eau froide sur les muqueuses nasales; fermeture des paupières à la vue d'un danger; pendant les éclats d'un son intense; ou même à la suite d'un mouvement prévu et consenti; expiration profonde à la suite de l'irritation de la pituitaire; expulsion de corps étrangers introduits dans la trachée-artère; modifications des positions du corps pendant le sommeil, provoquées ou non; tels sont les mouvements reflexes que nous constatons sans cesse.

Dans l'ordre pathologique il en est de même et il faut ranger dans la catégorie des mouvements reflexes les expressions douloureuses offertes par un malade en proie à la stupeur, lors de la pression sur une partie malade; les mouvements et les cris observés dans la fièvre typhoïde et qui ne sont point proportionnés aux actes qui les motivent et qui ont lieu sans que le malade en ait conscience.

Tantôt l'impression transmise à l'encéphale, directement, par les nerfs sensitifs craniens, ou indirectement par l'entremise de la moelle épinière et des racines spinales postérieures va s'élaborer dans la région encéphalique ou réside le *sensorium commune,* s'y transforme en sensation et par conséquent arrive à la connaissance du sujet qui peut réagir par des mouvements volontaires; tantôt également transmise par les nerfs sensitifs, soit à une partie déterminée de l'encéphale, soit à la moelle épinière, cette impression occasionne, sans se transformer nécessairement en sensation, une incitation immédiatement réfléchie sur les nerfs moteurs; de là des mouvements à la production desquels la volonté ne prête plus son concours. L'opisthothonos durant l'éthérisme est un exemple frappant de cet ordre de mouvements reflexes.

Quand l'éthérisme compatible avec l'entretien de la vie est aussi complet qu'il est possible, aucun mouvement reflexe ne saurait plus être provoqué dans les membres, quelque vive d'ailleurs que soit la stimulation appliquée à leurs téguments; les yeux et la muqueuse pharyngienne ne sont plus le siége de mouvements reflexes. Toutefois le pouvoir reflexe continue d'exercer son influence vivifiante sur l'appareil respiratoire et sur les muscles de la vie organique. Les contractions de l'intestin, celle de l'utérus subsistent encore.

La période désirable pour les opérations, la période chirurgicale, autrement dit, est celle dans laquelle les muscles de la vie animale ne présentent plus d'action reflexe; ce but ne doit pas être dépassé puisque, en cas de péril pour la vie, l'on sait que les excitants extérieurs resteraient sans résultat.

Une question qui est unie intimement à la théorie des mouvements reflexes est celle de savoir si les douleurs apparentes pendant les opérations, sous l'influence de l'action de l'éther et du chloroforme, existent en réalité. Cette question envisagée presque toujours uniquement au point de vue psychique a une très-grande importance pratique.

On peut classer ainsi qu'il suit les sujets anésthésiés, au point de vue de la recherche de la douleur.

1° Ceux qui pendant les opérations pratiquées ne présentent aucune modification psychologique apparente ni aucune réaction matérielle visible.

2° Ceux qui ne présentent, également, aucune réaction, tout en éprouvant des rêves dont la nature n'a aucun rapport avec les circonstances présentes.

3° Ceux qui, bien que ne sortant pas du sommeil provoqué par les agents anésthésiques, s'agitent, offrent les signes habituels de la souffrance, l'affirment même, mais qui, au réveil, n'en gardent aucun souvenir.

4° Ceux, enfin, qui présentent les signes de la douleur et qui, à leur réveil, en gardent la mémoire.

Les faits de la troisième catégorie seule peuvent motiver une discussion, et c'est à leur occasion qu'il me paraît évident, aujourd'hui, qu'au début de la méthode moderne d'anésthésiation on a fait une trop large part aux mouvements reflexes dont la manifestation seule est si évidente, d'ailleurs, dans un grand nombre de cas d'éthérisme.

Il existe des degrés, dans les sensations, qui paraissent servir de transition entre les mouvements reflexes simples et les perceptions réelles de la douleur; parfois la conscience est très-faiblement éveillée et on a comparé, avec raison, le sujet anésthésié à un enfant nouveau-né qui sait à peine qu'il a un corps et qui ne laisse pas de souffrir, mais la douleur qu'il éprouve n'est sentie ni perçue que par la conscience.

On paraît, selon moi, avoir abusé de la formule psychologique *non sentimus nisi sentiamus nos sentire.* Sans doute en général il en est de la sensibilité comme de l'intelligence *non intelligimus nisi intelligimus nos intelligere,* mais la formule semble trop absolue et une distinction paraît nécessaire.

En ce qui concerne l'intelligence, on s'est préoccupé, ce me semble trop exclusivement, de l'état psychique au réveil et il ne paraît pas qu'on puisse, en effet, se contenter de dire que si les opérés ont eu des rêves et que s'ils n'en ont pas eu conscience au réveil ils se trouvent dans la situation des individus qui n'ont point rêvé.

Si le rêve n'a aucune importance et s'il s'exerce sur des sujets indifférents, l'axiome philosophique peut être admis sans contestations, mais qui de nous en constatant un rêve terrifiant le sujet endormi, ou lui arrachant l'expression du plus vif désespoir, ne s'empressera de réveiller le dormeur, bien qu'il soit très-possible qu'à son reveil il ne doive conserver aucun souvenir des émotions subies, et en agissant ainsi, n'a-t-on pas la volonté de soustraire le dormeur à une douleur morale très-réelle.

Il en est de même pour la sensibilité : il est hors de doute que certains opérés ont positivement ressenti une douleur, qu'ils l'ont oubliée ensuite ; l'on ne peut nier que l'oubli de la douleur ne soit un grand bienfait pour un malade après une opération, mais il y a loin de ce fait à la théorie qui établit que l'absence de mémoire équivaut à l'absence de douleur. L'ébranlement communiqué à tout l'organisme et provoquant un frisson, lorsqu'il y a eu douleur, infirme d'ailleurs cette théorie.

En ce qui concerne la pratique, les faits journellement observés indiquent nettement la conduite que doit tenir le chirurgien. Tout réveil de la conscience et de la sensibilité doit être éteint immédiatement. Il est très-peu d'opérations qui ne puissent être interrompues pour permettre de reprendre l'anésthésiation et celle-ci peut être continuée, dans un très-grand nombre de cas, pendant les opérations elles-mêmes. En ne tenant pas compte de l'état de l'intelligence et de la sensibilité on s'expose à un désordre extrême dans les mouvements, on ne peut profiter du bénéfice même de l'anésthésie, lorsqu'il s'agit de luxation à réduire, par exemple, et enfin, et ce qui est beaucoup plus grave, on peut favoriser la syncope. La syncope est dans l'état normal la traduction fréquente de l'effroi porté à sa plus grande intensité. Il peut en être, certainement, de même dans l'état pathologique et durant l'éthérisme; la perversion psychologique due à cet état place les sujets dans une position plus sérieuse sous ce rapport que s'ils n'étaient point éthérisés. Or la syncope, pendant l'éthérisme, est une cause puissante de mort immédiate.

§ 4.

Respiration.

La moelle allongée est l'organe premier moteur du mécanisme de la respiration, auquel concourent, peut-être aussi, les colonnes antérieures de la moelle. La moelle allongée offre à l'action des agents anésthésiques une résistance plus considérable que les autres parties du système nerveux. Le pneumo-gastrique offre comme le trijumeau une résistance notable à l'intoxication et sa naissance des parties latérale et supérieure du bulbe explique cette résistance.

§ 5.

Circulation.

On ne peut reconnaître à la circulation la même origine qu'à la respiration. C'est par le grand sympathique et par la substance grise de la moelle épinière qu'il faut surtout expliquer l'entretien de la circulation.

§ 6.

Fonctions de l'utérus.

L'utérus tire uniquement ses nerfs du grand sympathique.

§ 7.

Décalorisation et sueur. Ecume bronchique. Liquide intestinal.

C'est surtout à l'état du grand sympathique et de la moelle épinière qu'il faut rapporter les faits qui concernent la décalorisation, la sécrétion de la sueur froide, de l'écume bronchique et celle du liquide intestinal.

Conclusions.

Bien que le système nerveux ne soit pas un tout homogène, et que ses diverses parties aient un mode d'action spécial, il est un système unique dans lequel il y a communauté d'action, d'altération et d'énergie.

Les fonctions dans l'acception la plus large de ce

mot sont d'autant plus rapidement atteintes et influencées qu'elles ont moins d'importance pour le sujet soumis à l'action de l'éther et du chloroforme. Les fonctions indispensables à la vie s'éteignent les dernières, mais, toutefois, encore avant la fonction qui se rapporte à la perpétuation de l'espèce, telle que la contractilité de l'utérus durant la parturition.

Dans la science de l'anésthésiation on ne peut se contenter des généralités sur la localisation des fonctions et il est indispensable de connaître un nombre de faits assez considérable pour porter le diagnostic de la période de l'éthérisme et pour le diriger.

Voici sous forme synoptique les faits qu'il importe de connaître.

Manifestations de l'Ethérisme expliquées par une intoxication plus ou moins profonde du système nerveux.

MANIFESTATIONS.	PARTIES ATTEINTES PAR L'ÉTHÉRISME.
Excitation, perversion, suspension de l'intelligence; modifications de la mémoire, du jugement, de la conscience et de la volonté..........	Lobes et hémisphères cérébraux; protubérance annulaire.
Abolition de la vision	Lobes cérébraux; tubercules quadrijumeaux.

Dilatation de la pupille	Tubercules quadrijumeaux, pédoncules cérébraux ; le grand sympathique agissant seul.
Abolition de l'ouïe	Nerf auditif ; intoxication s'approchant de la moelle allongée.
Diminution de la perception des impressions tactiles.....	Protubérance annulaire.
Diminution et abolition de la sensibilité...............	Parties postérieures de la moelle épinière ; plexus cervicaux, brachiaux, lombaires, sacrés.
Modification du mouvement, de sa coordination, son abolition.	Protubérance annulaire ; cervelet ; parties antérieures de la moelle épinière.
Anésthésie aux tempes....... Trismus ; résolution des muscles de la mâchoire........	5e paire ou trijumeau ; intoxication s'approchant de la moelle allongée.
Rétraction de la langue ; collapsus de la langue.......	Grand hypoglosse. Glosso-pharyngien.
Abolition des mouvements reflexes..................	Tout le système nerveux de la vie animale.
Excitation ; collapsus de la respiration................	Colonnes antérieures de la moelle épinière ; pneumogastrique ; moelle allongée.
Excitation ; collapsus de la circulation..................	Substance grise de la moelle épinière ; grand sympatique ; plexus cardiaques.
Décalorisation ; production de la sueur froide, de l'écume bronchique, du liquide intestinal.	Grand sympathique.

Nancy, imprimerie de vᵉ Raybois, rue du faubourg Stanislas, 3.

www.ingramcontent.com/pod-product-compliance
Ingram Content Group UK Ltd.
Pitfield, Milton Keynes, MK11 3LW, UK
UKHW021118290826
14628UKWH00014B/2657

9 782019 644093